ESSAI

SUR LES

ULCÉRATIONS

DU

COL DE L'UTÉRUS

PAR

Le Docteur Edmond BARRÉ

Récompense du Gouvernement (choléra 1866).

PARIS

A. PARENT, IMPRIMEUR DE LA FACULTÉ DE MÉDECINE,

29-31, RUE MONSIEUR-LE-PRINCE, 29-31

1876

ESSAI

SUR LES

ULCÉRATIONS DU COL DE L'UTÉRUS

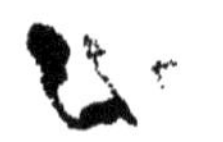

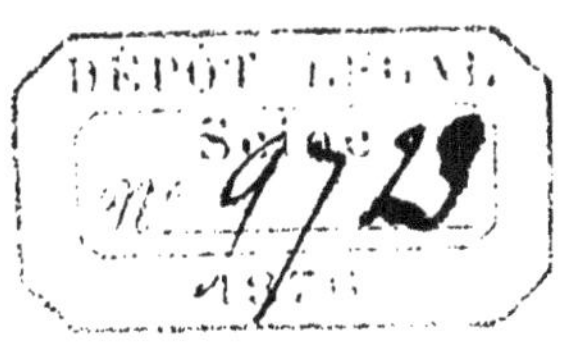

ESSAI

SUR LES

ULCÉRATIONS

DU

COL DE L'UTÉRUS

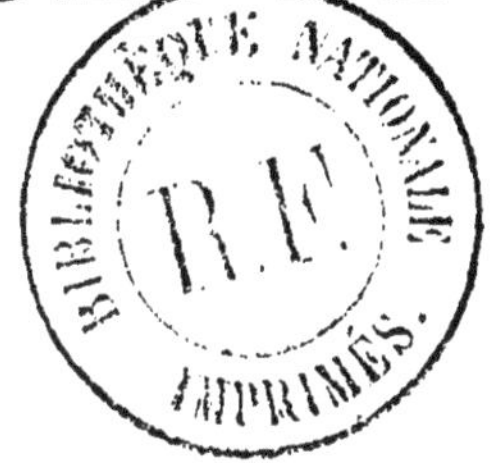

PAR

Le Docteur Edmond BARRÉ

Récompense du Gouvernement (choléra 1866).

PARIS

A. PARENT, IMPRIMEUR DE LA FACULTÉ DE MÉDECINE,

29-31, RUE MONSIEUR-LE-PRINCE, 29-31

1876

ESSAI

SUR LES

ULCÉRATIONS DU COL

DE L'UTÉRUS

AVANT-PROPOS

L'étude des affections de l'utérus appartient à la médecine contemporaine. Sans doute on s'est de tout temps préoccupé de ces affections ; mais la véritable gynécologie ne pouvait naître qu'après l'invention d'un instrument capable de permettre l'exploration des organes génitaux internes de la femme, c'est-à-dire du spéculum (1818) ; il fallait encore, pour permettre ses progrès, que l'anatomie ait décrit exactement l'utérus et ses annexes, et que la physiologie ait établi les lois de la menstruation et de la génération.

Aussi, est-ce depuis 1850, que nous voyons apparaître les ouvrages de Nonat, de M. Bernutz, d'Aran, et, dans une époque plus rapprochée de nous, le remarquable traité de M. Courty, celui non moins remarquable de M. Gallard, lesquels traités ont leur place marquée dans la bibliothèque du praticien.

Nous n'avons pas la prétention de faire une œuvre originale et qui puisse figurer à côté de celles de nos devanciers et de nos maîtres. Ayant été frappé, depuis longtemps, du rôle considérable que jouent, dans les maladies de la femme, les lésions du col utérin, nous nous sommes proposé de réunir, dans ce modeste opuscule, tout ce qui a été écrit sur ce sujet. Nous serions heureux que cette monographie, en présentant un ensemble de faits disséminés dans plusieurs ouvrages et même isolés dans les traités dogmatiques, pût faciliter aux jeunes médecins l'étude d'une affection qui occupe une place si importante dans la pathologie de la femme.

HISTORIQUE.

A toutes les époques, on s'est occupé des maladies de l'utérus. Hippocrate parle, en effet, de la dureté, de l'inflammation et des déplacements de la matrice, du dérangement et de la perversion des règles. En l'absence de moyens d'investigation, il n'avait pu que soupçonner les ulcérations du col de l'utérus.

On ne trouve dans Galien, dans Celse et Soranus, aucun document capable d'attirer l'attention ; il faut arriver au VIIe siècle pour trouver dans Paul d'Égine (*de Inflammatione uteri*) la description d'ulcérations cancéreuses et autres, avec mention de leur terminaison par induration, *cum duritia*. C'est encore dans Paul d'Egine qu'on trouve une description complète du dilatateur du vagin.

L'école arabe semble n'avoir prêté qu'une légère attention aux ulcérations du col. Rhazès, Albucasis, Avicenne, n'ont rien ajouté aux notions scientifiques fournies par leurs devanciers.

La substitution des hommes aux femmes dans la pratique des accouchements, en permettant au médecin le toucher et l'exploration des parties, devait contribuer puissamment aux progrès de la gynécologie.

Pendant toute la dernière moitié du XVIIe siècle et pendant le XVIIIe, on s'occupa de recueillir des observations et d'accumuler des faits ; les descriptions furent faites avec le plus grand soin et permirent d'en faire l'objet d'une discussion approfondie.

Parmi les ouvrages de cette époque qui méritent d'être signalés, il faut citer ceux d'Astruc (1) de Chambon de Montaux (2) et de Vigarous (3). Dans

(1) Artruc. Traité des maladies des femmes. Paris, 1761-1765.

(2) Chambon. Traité des maladies des filles, des femmes mariées, des femmes enceintes. Paris, 1785, 2e éd., 1799.

(3) Vigarous. Cours élémentaire des maladies des femmes. Paris, 1801.

son deuxième groupe de maladies, Astruc décrit l'inflammation, les diverses espéces d'ulcères, etc. La question des ulcérations du col est à peine effleurée dans Chambon de Montaux.

C'est à Vigarous que revient l'honneur d'avoir démontré, le premier, que le plus grand nombre des maladies qui affectent le sexe féminin sont sous la dépendance de l'appareil génital et principalement de l'utérus. Dans les maladies propres à la matrice, il décrit l'inflammation, l'érysipèle, le cancer, les ulcères, etc.

En résumé, avant le XIXe siècle, la gynécologie ne comporte qu'un nombre limité d'observations, assez précises, il est vrai, mais dont l'analyse ne peut être faite. Il fallait, pour leur donner une interprétation exacte, connaître les lois de la menstruation, attendre le progrès de l'anatomie pathologique et découvrir des moyens faciles d'exploration: je veux dire inventer le spéculum. C'est la gloire de Récamier.

Le spéculum mentionné, avons-nous dit, dans Paul d'Egine, qui l'appelait *dilatateur du vagin*, fut imaginé par Récamier, en 1801 ; mais ce fut en 1818 seulement, que le nouvel instrument fit son apparition à l'Hôtel-Dieu. Grâce au spéculum, Récamier put décrire avec précision quelques-unes des altérations du col et permettre à la thérapeutique d'aller attaquer le mal dans son foyer. Malheureusement, au lieu d'utiliser cet instrument comme moyen de diagnostic pour éclairer les ulcérations du col, il n'en usa que pour les pansements ou pour la destruction des fongosités ; de plus, ne voyant dans le cancer du col qu'une affection locale, utilisa son ingénieuse invention pour pratiquer l'amputation du col utérin et l'ablation même de la matrice.

Patrix (1) est le premier auteur qui ait donné une description exacte du spéculum de Récamier.

En 1833, parut l'ouvrage important de Mmes Boivin et Dugès, sur lequel les auteurs du Compendium ont porté le jugement suivant : « On y trouve des « remarques saines, des vues originales et fécondes, « des aperçus nets et précis, et, dans un bel atlas, « la reproduction exacte de types morbides fort cu- « rieux et très-remarquables ; en un mot, il contient « un grand nombre d'observations intéressantes et « se distingue par une critique judicieuse et une « appréciation très-saine des faits » (2). Cet ouvrage est resté pendant de longues années le seul traité complet et dogmatique qui pût faire autorité. L'engorgement, l'induration, l'*ulcération*, les granulations, les flux muqueux, y sont décrits à la suite de la métrite chronique, de la métrite puerpérale et de la métrite aiguë simple, comme des phlegmasies, des terminaisons ou des conséquences de l'inflammation.

Citons encore le très-important mémoire de Duparcque qui, dans une deuxième édition de son livre

(1) Patrix. Traité sur le cancer de la matrice. Paris, 1820.
(2) Compendium de médecine, t. VIII, p. 393. 1846.

sur les ulcérations (1), décrit avec détail une foule de variétés d'ulcères du col, et leur accorde beaucoup plus de valeur qu'il ne l'avait fait antérieurement dans la première édition de son ouvrage. Jobert, qui a popularisé la cautérisation actuelle du col (2).

Lisfranc (3) a rapporté à l'engorgement toutes les affections utérines, dans lesquelles il admettait six variétés, pouvant d'ailleurs se transformer les unes dans les autres; de telle sorte, qu'il avait institué un traitement commun, consistant en un repos exagéré, des émissions sanguines générales répétées, des injections, des cautérisations et enfin l'amputation du col.

En 1843, dans sa thèse inaugurale, M. Henri Bennett fit jouer à l'inflammation le rôle que Lisfranc attribuait à l'engorgement. « Dans la grande « majorité des cas de la maladie utérine confirmée, « c'est-à-dire locale et constante, la maladie primi- « tive et principale, le centre morbide, se trouve « dans l'inflammation de la membrane muqueuse « ou du tissu propre du corps ou du col de l'utérus « avec leurs diverses conséquences » (4). De telle sorte que, l'inflammation affectant principalement

(1) Duparcque. Traité théorique et pratique sur les ulcérations simples et cancéreuses de la matrice; 2e éd., 1839.

(2) Jobert. Mémoire sur la cautérisation en général. Paris, 1833.

(3) Lisfranc. Clinique chirurgicale de la Pitié. Paris, 1841-1843.

(4) H. Bennett. Des ulcérations et des engorgements du col utérin. Thèse de Paris, 1843 ; Traité pratique de l'inflammation de l'utérus, de son col et de ses annexes, traduit par Aran, 1850; nouvelle édition traduite par Peter. Paris, 1864.

la muqueuse, se limitant presque entièrement au museau de tanche et à la cavité du col, occasionnerait d'abord des ulcérations et, à la suite, une hypertrophie du tissu utérin, laquelle hypertrophie deviendrait la cause des déplacements ; en un mot, pour M. Bennett, l'inflammation, comme l'engorgement pour Lisfranc, serait le point de départ do toutes les altérations, les corps fibreux, les polypes et le cancer exceptés.

De la valeur symptomatique des ulcérations du col. — Vers la même époque, M. Gosselin publia un mémoire important (1), dans lequel il a soutenu que l'ulcération n'est pas la lésion principale, mais la conséquence d'une métrite chronique dans laquelle le catarrhe utérin ouvre la marche. Le tissu du col, et peut-être du corps, prend ensuite part à l'irritation et le gonflement survient, suivi, en dernier lieu, par l'ulcération.

Telle est encore l'opinion de M. Robert (2) ; il établit, dans les phlegmasies du col la gradation suivante : 1° *hyperémie*, rougeur et gonflement ; 2° *travail d'ulcération.*

Pour une autre école, dont Velpeau (3) peut être considéré comme le chef, le changement de position de l'organe serait la cause première de plusieurs affections de la matrice.

(1) Gosselin. Arch. gén. de méd., 1843.
(2) Robert. Thèse de concours pour l'agrégation. 1848.
(3) Velpeau. Gaz. des hôp., 1845, p. 314 ; Bull. de l'Acad. de méd., 1849, t. XV, passim, et 1854, t. XIX, passim.

Simpson, en Angleterre, Kiwisch, en Allemagne, ont donné une impulsion considérable aux études gynécologiques. Il est à regretter qu'ils n'aient pas mis à profit leur érudition profonde et les observations, aussi fécondes qu'intéressantes, qu'ils ont pu faire, pour publier un traité dogmatique sur la matière.

Nous ne trouvons, comme traités publiés à l'étranger, que ceux de Scanzoni (1), de Veit (2) et de West (3). Ce dernier ouvrage a été traduit, en 1870, par M. Mauriac.

En 1857, M. Mascarel de Châtelleraut a fait paraître, dans la *Gazette médicale de Paris*, une série d'articles sur la nature et le traitement des ulcérations du col.

L'ouvrage de Becquerel (4) manque entièrement d'originalité. L'auteur résume les travaux de ses devanciers et présente un tableau assez exact de nos connaissances à l'époque où il a paru.

Vers la même époque, M. Aran fit paraître, sous forme de *Leçons cliniques* (5), une série de leçons publiées dans la *Gazette des hôpitaux* et dans le *Bulletin de thérapeutique*. Cet ouvrage est surtout re-

(1) Scanzoni. Traité pratique des maladies des organes sexuels de la femme, 1re éd., 1856 ; traduit par Dor et Socin. Paris, 1858.

(2) Veit. Krankheiten der weiblichen Geschlechtsorgane; Puerperal Krankheiten, 2e éd. Erlangen, 1867.

(3) Vest.

(4) A. Becquerel. Traité clinique des maladies de l'utérus et de ses annexes. Paris, 1859.

(5) Aran. Leçons cliniques sur les maladies de l'utérus et de ses annexes. Paris, 1858-1860.

marquable par le rôle que l'auteur fait jouer à la congestion utérine, omise par M. Scanzoni. « Ce « n'est pas sans quelque surprise, dit-il, que l'on « voit la congestion utérine occuper une si petite « place dans les ouvrages modernes et céder partout « le pas à l'inflammation. En donnant à la conges- « tion utérine la première place dans l'étude géné- « rale des indications thérapeutiques, j'ai eu pour « but d'indiquer le rôle immense que joue la con- « gestion dans le plus grand nombre des maladies « de l'utérus. » Cette réhabilitation de la congestion ne l'empêche pas, en étudiant la métrite, de retomber dans les idées de Bennett, en exagérant le rôle de l'inflammation en pathologie utérine.

Cette dernière réflexion peut s'appliquer également à l'ouvrage de M. Nonat (1). « Une étude « longue et attentive de la métrite interne, dit-il, « m'a conduit à rejeter ce que des auteurs (Réca- « mier, Lisfranc, Velpeau) ont désigné sous le nom « de *catarrhe utérin*, et à reconnaître qu'un écou- « lement blanc, venant de la cavité utérine, est « toujours le produit d'une phlegmasie de la mu- « queuse qui tapisse cet organe.

L'ouvrage de MM. Bernutz et Goupil, publié en 1862 (2), comprend une série de monographies sur

(1) Nonat. Traité pratique des maladies de l'utérus et de ses annexes. Paris, 1860.

(2) Bernutz et Goupil. Clinique médicale sur les maladies des femmes; 2 vol. Paris, 1862.

les maladies utérines ; on y trouve des observations précieuses et utiles à consulter.

En 1866, M. Courty, professeur de clinique à la Faculté de Montpellier, a publié un traité pratique des maladies de l'utérus, des ovaires et des trompes, qui paraît résumer complètement l'état de la science sur ce sujet. Une deuxième édition de cet ouvrage a été publiée en 1872 (1).

Citons enfin les intéressantes cliniques sur les maladies des femmes, faites par M. Gallard, à l'hôpital de la Pitié, en 1873 (2), et les cliniques non moins intéressantes faites par M. Alphonse Guérin, chirurgien de l'Hôtel-Dieu, en 1875, et publiées dans la *Gazette des hôpitaux*. Déjà cet auteur a publié en 186... (3) un ouvrage contenant les leçons cliniques faites à l'hôpital de Lourcine; mais ces leçons avaient surtout en vue les affections vénériennes des organes génitaux de la femme et se trouvent par là même en dehors de l'étude des lésions qui fait l'objet de ce travail.

CHAPITRE Ier.

EXPLORATION.

Dans les ulcérations du col de l'utérus, deux moyens d'exploration sont à notre disposition, le toucher et la vue.

(1) Courty. Traité pratique des maladies de l'utérus, des ovaires et des trompes; 2e éd. Paris, 1872.

(2) Gallard.

(3) Alphonse Guérin.

§ 1. *Du toucher.*

Sans doute, le toucher ne permet pas de reconnaître les ulcérations les plus superficielles et les moins étendues du col de l'utérus ; mais il offre des avantages tels, qu'il occupe la première place parmi tous les moyens d'exploration.

Au moyen du toucher, on reconnaît la position, la forme, les dimensions et la pénétrabilité de l'orifice ; il révèle la présence des granulations, des bosselures, des inégalités qui témoignent du développement de petites tumeurs, dans l'épaisseur ou à la surface des deux lèvres. Dans les ulcérations accompagnées de métrite, on observe de la tension, de la chaleur, et le toucher peut même être douloureux ; dans le squirrhe, on sent un col dur cartilagineux, bosselé ; le cancer encéphaloïde est presque toujours annoncé par des saillies, des inégalités et des fongosités molles et saignantes.

Malgré tous les avantages que peut offrir l'exploration avec le spéculum, elle doit toujours être précédée du toucher vaginal. Non-seulement, la femme étant couchée, le toucher indique la position du col, ce qui est d'un grand secours pour diriger le spéculum, mais de plus, l'exploration des parois, avec le doigt indicateur, permettra de reconnaître l'existence de maladies utérines ou périutérines graves, qui seraient complètement méconnues par le seul examen au spéculum.

Le toucher peut être pratiqué la femme étant debout ou couchée.

En général, il est préférable de la pratiquer dans les deux positions.

Le toucher, pratiqué chez la femme *debout*, est préférable dans bien des circonstances, et principalement chez les jeunes filles qui ont l'utérus très-élevé. Dans cette position, on parvient plus aisément à explorer le museau de tanche, surtout si cet organe est distendu par le produit de la conception ou par le développement d'un corps fibreux; car, dans ces cas, l'utérus est toujours élevé au-dessus de l'excavation.

Le doigt indicateur est celui qu'on emploie pour pratiquer le toucher; le doigt paraît s'allonger par l'habitude du toucher, et il n'est personne qui, avec l'exercice, ne puisse arriver à pratiquer cette petite opération avec succès. — Le doigt doit être exempt de toute écorchure; il sera enduit de cérat, d'huile, ou d'un corps gras quelconque, afin de faciliter l'introduction en même temps que l'absorption, par la peau, devient moins facile.

Pour pratiquer le toucher debout, on adosse la femme contre un meuble, les jambes légèrement écartées, le corps un peu incliné en avant. Le médecin se place en face de la malade, assis sur un siége peu élevé, ou mieux accroupi et placé un genou en terre. — On doit, en général, fléchir préalablement le genou opposé à la main qui explore; il est souvent commode, en effet, d'appuyer le coude sur l'autre genou ; — introduite sous les vêtements, la main droite remonte le long de la cuisse droite, et cherche la commissure postérieure de la vulve, en évitant autant que possible de rencontrer l'anus ou le clitoris.

Pour éviter de faire perdre à l'index de sa longueur, il vaut mieux ne pas tenir le pouce, le médius et les autres doigts fléchis ; on doit au contraire les tenir dans l'extension et fortement écartés de l'indicateur.

Le toucher pratiqué pendant que la femme est couchée, doit suivre nécessairement le toucher vertical; il peut seul, combiné avec la palpation, donner une certitude au diagnostic de certains états morbides.

La femme est couchée sur le dos, le tronc légèrement fléchi sur le bassin, ainsi que les cuisses, afin d'obtenir le relâchement des muscles abdominaux. Le médecin, placé autant que possible à la droite du lit, passe alors la main entre les cuisses, ou bien en dessous de la cuisse droite; l'indicateur, enduit de corps gras, est porté dans le sillon, puis ramené d'arrière en avant, jusqu'à l'ouverture de la vulve ; les grandes lèvres étant alors écartées à l'aide du pouce et du médius de la main employée, l'indicateur est introduit lentement, puis, lorsqu'il a pénétré du tiers de sa longueur, on doit lui imprimer une direction presque verticale, en abaissant fortement le poignet, le pouce est alors porté vers la symphyse pubienne.

Les autres doigts sont fléchis, si l'on veut explorer les parties profondes; ils seront étendus pour soutenir le périnée, si l'ont veut explorer la paroi postérieure du vagin, ou les parties situées en arrière de ce conduit. En général, il est utile de porter en même temps l'autre main sur l'abdomen. — Dans la position couchée, l'examen est rendu plus facile lorsqu'on prie la femme de mettre la main en dessous de la région sacrée.

Si nous avons vanté les avantages incontestables du toucher, nous ne devons pas négliger d'en signaler les inconvénients. Le toucher peut augmenter notablement la sensibilité morbide du col de l'utérus et exagérer la douleur ou la produire si elle n'existe pas; il peut, quelquefois, déterminer des hémorrhagies dans le cancer ulcéré, par exemple, ou dans l'inflammation chronique du col, avec ramollissement. — On peut donc dire, avec Lisfranc(1) : « Touchez doucement, légèrement et le moins souvent possible. N'insistez pas; les médecins qui, dans les cas ordinaires, se livrent à cette manœuvre tous les deux ou trois jours, irritent inutilement ainsi les organes, les fatiguent et les exposent au moins à des congestions. »

Le toucher est un moyen infidèle, si l'ulcération est superficielle, insuffisant si elle est profonde; il faut avoir également recours à la vue. Mais comme le vagin est un conduit dont les parois affaissées sur

(1) Lisfranc. Clinique chirurgicale, p. 264. Paris, 1842.

elles-mêmes, n'offrent qu'une cavité virtuelle, il faut avoir recours à un instrument particulier qui dilate les parois de ce canal, et mette les parties malades que l'on veut explorer en rapport avec les rayons lumineux.

Cet instrument est le spéculum.

§ 2. *Spéculum.*

Spéculum, en allemand, *spiegel ;* en anglais, *speculum ;* en italien, *speculo ;* en espagnol, *especulum.* Ce mot latin qui signifie miroir, est employé en français pour désigner des instruments propres à dilater l'entrée de certaines cavités, de manière qu'on puisse voir l'état intérieur d'un organe, soit directement, soit au moyen des surfaces réfléchissantes de ces instruments (1).

Nous avons déjà dit que les livres hippocratiques ne font aucune mention des spéculums. Bien qu'on doive penser que leur emploi remonte à une plus haute antiquité, on est forcé de reconnaître que c'est Paul d'Egine qui, le premier au septième siècle de l'ère chrétienne, a mentionné un instrument qu'il a nommé dioptre (ὅπτομαι, je vois, διὰ à travers) et qui devait avoir trois branches, si l'on se base sur le modèle de ceux qu'on a trouvés à Pompéi ; ceux-ci étaient à trois branches, disposées de manière à

(1) Littré et Robin. Dict. de médecine, 1873.

pouvoir être écartées ou rapprochées, au moyen d'une vis.

La première figure du spéculum (miroir) nous a été laissée par Albucasis en 1104, *infundibulum en bois léger ou en airain, dont l'extrémité la plus étroite est introduite dans le vagin.* C'est le même spéculum, plus ou moins modifié, que décrivent Ambroise Paré, en 1592, Scultet, en 1666.

La gloire d'avoir inventé et vulgarisé le spéculum revient à Récamier; nous avons déjà dit que ses premiers essais remontent à 1801, mais que ce fut seulement en 1818 que le nouvel instrument fit son apparition à l'Hôtel-Dieu.

Le premier spéculum n'était autre chose qu'une canule de fer-blanc, employée par Récamier pour reconnaître et cautériser une ulcération du museau de tanche. Plus tard, ce tube de fer-blanc fit place au spéculum cylindro-conique en étain, d'un diamètre de 5 centimètres à la grosse extrémité, d'un diamètre de 4 centimètres à la petite. Dupuytren raccourcit la longueur du tube, le préféra plus cylindrique et y ajouta le manche ou la poignée, qui s'élève à angle droit du bord de sa large extrémité. Cet instrument est encore très-employé de nos jours.

Nous allons étudier successivement les divers modèles qui sont employés par les gynécologues, en insistant plus spécialement sur les avantages que présente l'emploi de chacun d'eux.

A. *Spéculum plein.* — Il est en étain, en buis ou en gutta-percha, avec une glace étamée dans l'intérieur.

(a). *Spéculum en étain.* — C'est le spéculum de Récamier, modifié par Dupuytren. Il est indispensable, pour le médecin, d'avoir les cinq dimensions habituellement fabriquées en France, et désignées sous les n°s 0, 1, 2, 3, 4. En effet, non-seulement il peut y avoir de grandes différences de volume entre les cols, mais encore, étant donné un spéculum, dont le petit orifice pourra recevoir convenablement un col utérin, cet instrument ne pourra pas servir pour les applications de sangsues, ou lorsqu'il s'agira de toucher le col avec des substances irritantes, qui pourraient intéresser les parois du vagin.

(b). *Spéculum de buis.* — Il est employé pour protéger le vagin contre la chaleur produite par l'introduction du fer rouge ; il doit être préféré aux spéculums métalliques dans les cautérisations, comme n'étant pas attaqué par les acides, le nitrate d'argent et autres causes. — On peut encore employer, pour le même usage, les spéculums en caoutchouc durci, de Leiter de Vienne.

(c). *Spéculum Fergusson.* — Le spéculum de Fergusson est un cylindre de glace étamé recouvert d'une couche de gutta-percha ; il est taillé en bec de flûte, à son extrémité utérine, plus commode à introduire que le spéculum en étain dans les vagins étroits ; la disposition de l'extrémité utérine en bec de flûte, permet de saisir plus facilement le col, lorsqu'il est fortement porté en arrière. — D'un autre côté, les rayons lumineux, réfléchis sur la paroi étamée, convergent vers le fond du tube et rendent plus facile et plus complet l'examen du col engagé dans l'extrémité du spéculum.

B. *Spéculums brisés ou à valves.* — Ils sont de deux sortes : à développement cylindrique et à valves divergentes.

(a). *Spéculum cylindrique.* — Le spéculum cylindrique ou à trois valves de Charrière, peut être, dans les circonstances ordinaires, remplacé par le spéculum plein en étain ; mais il devra être préféré, alors qu'on voudra examiner le col de l'utérus chez les vierges, en raison de ce que l'introduction en est beaucoup plus facile, et que la dilatation peut être graduée, et en rapport avec la résistance que présente l'anneau vulvaire.

Il faut reconnaître cependant que le spéculum cylindrique à trois valves, construit de manière qu'une valve puisse être enlevée, a, sur le spéculum plein, l'avantage de permettre d'explorer en même temps, sur une certaine largeur, la paroi vaginale.

(b). *Spéculum à valves divergentes.* — Le premier de ces spéculums a été inventé par Jobert, en 1834 ; l'extrémité conique de l'instrument fermé, rend son introduction plus facile, par un anneau vulvaire étroit, contracturé, ayant des fissures, et son articulation permet une dilatation étendue de la partie profonde du bassin. Ce spéculum est surtout utile pour découvrir des cols volumineux, qui ne sauraient être embrassés par le spéculum plein.

Le spéculum de Jobert reçut de M. Ricord un perfectionnement important; M. Ricord fit reporter l'articulation au niveau de l'anneau vulvaire, de sorte qu'au moment de la divergence des lames, les dimensions de l'anneau ne sont pas modifiés.

Pour embrasser le col d'une manière plus complète et pour préserver le vagin, M. Charrière a construit le spéculum à quatre valves, lequel n'est autre que le précédent, avec deux valves supplémentaires, destinées à combler le vide que laissent entre elles dans leur divergence, les valves articulées.

Enfin, M. Charrière a construit à Paris, pour M. Cusco et M. Veiss, à Londres, pour M. Tyler Smith, un spéculum bivalve, dont les lames sont aplaties (spéculum à bec de canard) de manière à présenter une extrémité très-amincic transversalement.

L'articulation se trouve sur l'orifice externe, et les dimensions de l'instrument sont telles, qu'il doit être enfoncé dans le vagin de manière que cet orifice externe pénètre jusqu'à l'anneau vulvaire, dont les dimensions ne se trouvent pas ainsi modifiées pendant la divergence des valves. Le spéculum de

Cusco permet au médecin d'écarter par un grand intervalle le fond du vagin, de découvrir aisément le col, sans permettre à la muqueuse vaginale de s'engager dans l'espace latéral intervalvaire.

Les spéculums à une valve, notamment les spéculums de Sims sont surtout employés dans les opérations des fistules vésico-vaginales.

Une exploration préalable par le toucher, ayant permis de reconnaître la direction du col de l'utérus et son degré d'abaissement et l'instrument étant plongé dans l'eau à une température voisine de celle du corps, on place la malade sur le dos, en travers d'un lit, les cuisses fortement fléchies et écartées, les pieds appuyés sur deux chaises ou sur les genoux de l'opérateur; le siége doit déborder un peu le bord du lit, le bassin étant relevé autant que possible, afin de bien dégager l'orifice extérieur de la vulve. — Écartant alors les grandes et les petites lèvres de la vulve avec le médius et l'index de la main gauche, l'opérateur introduira, lentement, le spéculum toujours fermé et préalablement enduit d'huile, de beurre ou de cérat, puis, quand il le croira assez enfoncé et placé dans la direction du col, il commencera à dilater lentement la portion vaginale de l'instrument, puis il retirera l'embout.

Quand on est arrivé au col, si cet organe n'est pas dans l'axe du spéculum, on l'y ramène avec les pinces ou avec le cathéter utérin. Si l'orifice regarde en arrière, le spéculum ne découvre que sa lèvre antérieure; pour amener l'orifice dans l'axe du spéculum, il faut faire fléchir fortement les cuisses et les jambes sur l'abdomen, engager la malade à faire des efforts ou faire déprimer fortement le ventre par la main d'un aide, de manière à abaisser le corps et relever le col, en même temps qu'on s'aidera de la sonde utérine. Si l'orifice utérin regarde en avant, c'est-à-dire si l'utérus est dans la rétroversion, on est obligé de porter le champ du spéculum derrière le pubis et d'aller chercher l'entrée de l'utérus avec l'extrémité de la sonde utérine pour la porter en arrière, ou même de faire placer la malade sur les coudes ou sur les genoux.

CHAPITRE II.

ANATOMIE DU COL DE L'UTÉRUS.

L'utérus a la forme d'une poire ou plutôt celle d'un cône aplati d'avant en arrière. On le divise en corps et en col ; un rétrécissement ou étranglement plus ou moins prononcé établit la limite respective de ces deux parties de l'utérus. Cet étranglement, très-marqué chez les enfants, diminue notablement à l'époque de la puberté et s'efface plus ou moins complètement après plusieurs grossesses. L'utérus présente en général, à l'union du corps et du col une légère incurvation (*antéflexion*) due à ce que l'axe du corps fait avec l'axe du col un angle de 140° ouvert en avant. Le vagin en prenant ses insertions sur le col utérin, le divise en *portion vaginale* et *portion sus-vaginale.*

L'extrémité inférieure de l'utérus, nommée aussi museau de tanche à raison de sa forme, est le sommet du cône tronqué qui représente l'utérus. C'est la partie inférieure et libre, saillante dans le vagin, du col utérin, avec lequel on le confond très-improprement dans le langage chirurgical. Les ulcérations du col utérin sont en réalité les ulcérations du museau de tanche.

Le museau de tanche ou portion vaginale du col a la forme d'un cône un peu renflé à sa partie moyenne, à sommet inférieur tronqué et arrondi. Il a ordinairement de 6 à 12 millimètres de longueur, mais il peut, à l'état pathologique, prendre des dimensions beaucoup plus considérables et descendre jusqu'au voisinage de la vulve. Sa surface est unie et sa couleur rosée.

Sur le sommet, on trouve une ouverture, *orifice inférieur ou externe du col*, qui conduit dans la cavité de la matrice. Cette ouverture est chez la femme primipare, très-petite et circulaire ; elle présente, chez la femme qui a eu un ou plusieurs enfants, une fente transversale limitée par deux lèvres, l'une antérieure, l'autre postérieure ; la première plus épaisse et plus proéminente que la seconde. Au toucher, le sommet du museau de tanche donne la même sensation que le lobule du nez ; si la vessie est vide, le doigt rencontre d'abord la lèvre antérieure, puis l'orifice et la lèvre postérieure ; si la vessie est pleine il rencontre le sommet ou l'orifice, et, en imprimant au doigt un mouvement de circumduction, on peut facilement circonscrire le col.

Chez les femmes qui ont eu des enfants, l'orifice externe du col représente une fente de 10 à 14 millimètres ; il admet alors facilement la pulpe du doigt indicateur. Les deux lèvres sont plus épaisses, inégales et présentent souvent des échancrures, traces des déchirures qu'elles ont subies pendant le passage de l'enfant. Une de ces déchirures se voit presque toujours vers la commissure gauche, ce qui s'explique par la fréquence de la position occipito-antérieure gauche. Sous l'influence de grossesses répétées, la longueur du col diminue au point qu'il forme à peine saillie. Chez les femmes qui ont eu un grand nombre d'enfants, le museau de tanche disparaît même complètement, et, à sa place, on ne rencontre plus au fond du vagin qu'une dépression hémisphérique, au fond de laquelle on sent au toucher un simple bourrelet ou un resserrement plus ou moins prononcé, séparant la cavité du vagin de celle de l'utérus.

A. Cavité du col. — La cavité du col affecte la forme d'un canal renflé à sa partie moyenne, aplati d'avant en arrière et présente sur la paroi antérieure et sur la paroi postérieure des rugosités ou saillies qu'on a comparées aux branches d'un arbre et qui forment un ensemble assez régulier connu sous le nom d'arbre de vie ou lyre. Les deux colonnes médianes sont la continuation des colonnes médianes du corps de l'utérus et s'arrêtent à quelques millimètres au-dessus du pourtour de l'orifice externe qui est toujours lisse. D'après l'observation de M. Guyon, l'axe des arbres de vie n'est pas situé, comme l'ont pensé la plupart des auteurs, sur la partie médiane; l'antérieur est un peu à droite, le postérieur un peu à gauche. Parvenus au niveau de la partie intermédiaire, les axes la traversent en conservant leur situation relative et disparaissent à l'entrée de la cavité du corps; il en résulte que les deux parois du col, au lieu de s'appliquer simplement l'une sur l'autre, s'emboîtent d'autant mieux qu'on les examine sur un point plus élevé.

Les saillies qui se détachent à droite et à gauche de ces axes se dirigent obliquement de bas en haut, et de dedans en dehors; leur bord libre s'incline en bas. Elles se recouvriraient à la manière des tuiles d'un toit si elles étaient suffisamment prolongées. Arrivées sur les bords de la cavité du col, ces saillies ne se continuent pas avec celles de la paroi opposée, mais s'entrecroisent.

Les axes des arbres de vie et toutes les divisions sont essentiellement musculaires. On peut les comparer aux colonnes charnues qui s'appliquent à la manière de pilastres sur les parois des ventricules du cœur; la muqueuse les recouvre et leur adhère d'une manière intime.

B. ORIFICE INTERNE. — L'orifice interne du col a

une longueur de 5 à 6 millimètres; son diamètre transversal est de 4 millimètres et l'antéro-postérieur de 5 millimètres. C'est une sorte de détroit et non un orifice; on l'appelle encore isthme de l'utérus.

Les arbres de vie réduits à leurs axes se placent le postérieur à gauche, l'antérieur à droite; et, comme l'orifice interne est très-petit, ils jouent le rôle d'un obturateur. L'isthme de l'utérus se rétrécit beaucoup après la ménopause, et très souvent il s'oblitère complètement.

C. STRUCTURE DU COL. — Nous étudierons successivement:

1° La tunique musculaire;
2° La tunique muqueuse;
3° Les vaisseaux et nerfs.

A. *Tunique musculaire.* — Dans l'utérus, la tunique musculaire comprend une couche superficielle, une couche moyenne et une couche interne; dans le col la couche moyenne a disparu.

La couche superficielle ou externe est formée uniquement de fibres transversales qui s'entrecroisent sur la ligne médiane. De cette couche annulaire partent deux prolongements latéraux très-minces qui vont se perdre dans les ligaments larges et deux postérieurs, beaucoup plus importants, qui vont former les ligaments utéro-sacrés. Inférieurement elle se continue avec la couche musculaire du vagin.

La couche interne de la cavité du col renferme les axes des arbres de vie qui sont formés par des fibres longitudinales; les branches qui en partent sont constituées par des faisceaux superposés en arcades; plus profondément on trouve la couche des fibres annulaires qui fait suite à celle du corps et qui se prolonge jusqu'à l'orifice intérieur.

Les fibres de la tunique musculaire sont des fibres lisses, réduites à leur plus simple expression en dehors de la grossesse, mais prenant pendant la gestation un développement considérable; elles peuvent acquérir une longueur cinq à six fois plus grande avec une épaisseur proportionnelle.

B. *Tunique muqueuse.* — La muqueuse du col offre une consistance beaucoup plus grande que celle du corps; elle est plus blanche, plus douce et moins friable. Son épaisseur est de 1 millimètre, mais elle s'accroît considérablement au niveau des plis de la paroi antérieure et de la paroi postérieure. Elle se compose d'une couche profondé ou fondamentale, constituée par un tissu conjonctif fibrillaire dans lequel on ne rencontre qu'un petit nombre de cellules arrondies, fusiformes et d'un épithélium formé de cellules cylindriques, comme celui de la muqueuse utérine, dans les deux tiers supérieurs; dans le tiers inférieur la couche épithéliale se modifie et passe progressivement de la forme cylindrique à la forme pavimenteuse qu'elle conserve sur toute l'étendue des parois du vagin.

La muqueuse du col diffère encore de la muqueuse utérine par ses papilles et par ses glandes. Les papilles occupent le tiers ou la moitié inférieure; elles sont verruqueuses ou filiformes; leur hauteur varie de 0mm,2, à 0mm,07 et sont très-nombreuses à la surface externe du museau de tanche. Elles sont formées d'une substance amorphe renfermant une multitude de noyaux et parcourue par une ou deux anses vasculaires, et ne font aucun saillie à la surface de l'épithélium.

Dans le fond des sillons formés par les branche de l'arbre de vie, on aperçoit les orifices d'appareils glandulaires que Cruveilhier décrit de la manière suivante :

« Entre les plis se voient une foule d'orifices arrondis ou ovalaires de 0mm,3 à 0mm,4 de largeur, disposés en séries linéaires et qui conduisent dans les cavités anfractueuses tapissées d'un épithélium cylindrique. Le diamètre de ces cavités qui occupent toute l'épaisseur de la muqueuse n'est guère plus considérable que celui de leur ouverture. Elles représentent des *follicules rudimentaires* dans lesquelles on rencontre cependant le mucus transparent et visqueux qui remplit habituellement la cavité du col » (1).

Tel n'est pas l'avis de M. Sappey. « Les glandes annexées à la muqueuse du col, dit-il, n'appartiennent pas à la classe des glandes en tube, mais à

(1) Cruveilhier. Traité d'anatomie descriptive; 4e éd. revue par MM. Marc Sée et Cruveilhier fils. Paris, 1865, t. II, p. 485.

celle des glandes en grappe. Elles ont échappé jusqu'à présent à la sagacité des observateurs, qui s'accordaient à les considérer comme de simples follicules. J'ai pu constater qu'elles se prolongent jusqu'à la tunique musculaire et sont beaucoup plus composées qu'on ne l'avait pensé. Chacune d'elles est constituée par un conduit qui se divise en deux ou plusieurs branches, et celles-ci se subdivisent elles-mêmes pour se terminer chacune par un cul-de-sac.

« ..... Ces glandes deviennent fréquemment le siége d'une dilatation partielle ou totale qui a pour effet de les transformer en kystes. Ce sont ces kystes que Naboth avait pris pour des œufs tombés de la cavité du corps et que beaucoup d'auteurs ont décrits plus tard sous le nom d'*œufs de Naboth.* Leur dilatation débute constamment par les culs-de-sac, et comme ceux-ci répondent à l'union de la muqueuse avec la tunique musculaire, le kyste s'enfonce dans cette dernière, en sorte qu'on en trouve à une profondeur de 2, 3, 4 et même 5 millimètres. Chez les femmes de 60 à 80 ans, on rencontre presque toujours un certain nombre de ces kystes » (1).

C. *Vaisseaux et nerfs.*— Le sang arrive à l'utérus par six artères ; les plus importantes sont les artères utérines, qui viennent de l'hypogastrique ; viennent

(1) Sappey. Traité d'anatomie descriptive ; 2e éd. Paris, 1874, t. IV, p. 741-742.

ensuite les artères utéro-ovariennes, qui naissent directement de l'aorte, et enfin deux artères, relativement grêles, fournies par les épigastriques.

Les veines de l'utérus sont de larges canaux creusés dans l'épaisseur de la substance musculaire et fréquemment anastomosés entre eux; on leur a donné le nom de *sinus utérins,* et leur ensemble a été désigné par M. Rouget sous celui de *corps spongieux* de l'utérus.

Le corps de l'utérus ne reçoit qu'un petit nombre d'artères, et les sinus utérins cessent brusquement au niveau de l'orifice supérieur du col, lequel présente un système veineux bien moins prononcé.

Les plexus veineux qui enveloppent l'utérus donnent naissance en bas aux veines honteuses, au milieu aux veines utérines, en haut aux veines ovariennes; celles-ci se jettent à gauche dans la veine rénale, à droite dans la veine cave inférieure.

Les vaisseaux lymphatiques forment dans l'épaisseur de l'utérus divers plans dont les superficiels sont les plus développés; ils se divisent en deux groupes : ceux du col, qui vont se rendre dans les ganglions pelviens; ceux du corps, qui aboutissent aux ganglions lombaires. Ces derniers accompagnent les veines utéro-ovariennes.

Jobert avait déclaré que les nerfs manquaient dans le col de l'utérus. Depuis, MM. Richet et Sappey ont assuré avoir pu, à différentes reprises, suivre les filets nerveux jusqu'à la partie moyenne du col, et tout porte à croire que les lèvres du museau de tanche n'en sont pas complètement dépourvues, bien qu'il ait été impossible jusqu'à ce jour de les y mettre en évidence. Toutefois, nous ajouterons que l'absence de douleur qui accompagne les cautérisations du col semble infirmer cette dernière déclaration.

CHAPITRE III.

FRÉQUENCE DES ULCÉRATIONS DU COL.

C'est à tort que certains auteurs ont attribué peu d'importance aux ulcérations du col.

Sur 65 autopsies, M. West a trouvé 29 affections utérines qui sont réparties de la manière suivante :

Ulcérations du col existant seules...........	11	17
— avec maladie de la muqueuse utérine........................	3	
— avec induration des parois de l'utérus.....................	3	
Induration des parois de l'utérus sans ulcération du col..................		5
Maladies de la membrane interne sans ulcération du col.......		7
Total....		29

de telle sorte que sur 29 affections utérines, 17 sont accompagnées d'ulcérations du col, et dans 11 de ces 17 cas, l'ulcération du col constitue la seule lésion. En un mot, sur 29 affections utérines observées, plus du tiers consistent exclusivement dans l'ulcération du col.

Dans un relevé publié par le Dr Stewart, sur 50 autopsies de femmes indoues mortes de diverses maladies, on trouve 15 cas d'ulcérations du col, ce qui donne une proportion un peu plus faible que celle de West. D'après Aran, la proportion serait de 1 ulcération du col sur 10 autopsies.

D'un autre côté, si l'on veut juger de la fréquence des ulcérations du col, comparativement aux autres affections utérines, on trouve, d'après M. Courty, 425 ulcérations sur 1,563, et, d'après M. Bennett, 237 sur 300. Enfin, M. Lebeau (1) rapporte comme ayant été observées à Saint-Lazare, dans les deux services de MM. Boys de Loury et Delamorlière, 4,669 maladies diverses de l'appareil génito-urinaire, dans lesquelles on a constaté 1,048 ulcérations du col.

CHAPITRE IV.

DIVISION. — DESCRIPTION.

On donne le nom d'ulcération à un travail morbide accompli par les seules forces de l'organisme et quia pour effet de produire des solutions de continuité ordinairement superficielles et accompagnées d'une sécrétion de matière puriforme ou ichoreuse;

(1) Le Beau. Thèse inaugurale, 1861.

ces solutions de continuité portent le nom d'ulcères (1).

Les ulcérations du col de l'utérus siégent en général au pourtour du col, et c'est une très-rare exception d'en trouver dans le col. Ces ulcérations peuvent être uniques ou multiples; elles siégent quelquefois sur la lèvre antérieure, mais plus particulièrement sur la lèvre postérieure.

Nous admettrons, pour les ulcérations du col de l'utérus, les mêmes divisions qui sont acceptées en pathologie externe pour les ulcères en général :

1° Ulcération simple.
2° — spécifique.
3° — diathésique.

L'ulcération simple comprendra les lésions qui n'atteignent que la muqueuse, et nous les distinguerons en ulcération superficielle, décrite par quelques auteurs sous le nom d'*exulcération*, et en ulcération profonde ou *érosion*; elle comprendra également la lésion qui a son siége dans les appareils glandulaires du col ou dans les follicules, d'après l'avis de quelques auteurs; c'est pourquoi nous croyons devoir la désigner sous le nom d'ulcération glanduleuse ou folliculaire, qui nous paraît mieux rappeler son siége que le nom de granulation, par lequel cette lésion est ordinairement désignée ; l'ulcération fongueuse ne sera qu'une variété de la précédente.

(1) Nélaton. Eléments de pathologie chirurgicale; 2e éd. Paris, 1868, t. I, p. 373.

Comme variété de l'ulcération simple, nous décrirons l'ulcération papillaire, très-rare, l'ulcération calleuse et l'ulcération variqueuse.

L'ulcération spécifique comprendra toutes les variétés qui ont leur origine dans la syphilis.

Enfin les ulcérations diathésiques seront celles qui ont pour point de départ la scrofule, le scorbut, le cancer et la tuberculose.

Ces différentes ulcérations sont groupées dans le tableau suivant :

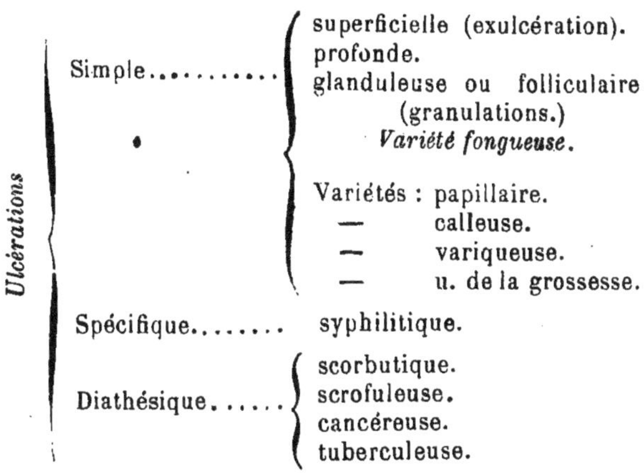

Ulcérations	Simple...........	superficielle (exulcération).
		profonde.
		glanduleuse ou folliculaire (granulations.)
		Variété fongueuse.
		Variétés : papillaire.
		— calleuse.
		— variqueuse.
		— u. de la grossesse.
	Spécifique........	syphilitique.
	Diathésique......	scorbutique.
		scrofuleuse.
		cancéreuse.
		tuberculeuse.

Bien que nous n'ayons en vue, dans ce travail, que les ulcérations du col, nous ne croyons pas devoir passer sous silence les éruptions de formes différentes qui préparent l'ulcération des tissus par les modifications de leur développement. Nous ferons donc suivre la description des ulcérations de celles des éruptions suivantes : herpès, eczéma, acné. La variété d'ulcération dite dartreuse trouvera sa place à la suite de l'éruption herpétique.

§ 1. *Ulcération simple.*

A. ULCÉRATION SUPERFICIELLE. — Il est rare que le médecin soit appelé à observer cette première variété. On constate au spéculum la présence d'une rougeur érythémateuse siégeant tantôt sur une lèvre, tantôt sur l'autre, le plus souvent au pourtour de l'orifice; elle peut être uniformément répandue sur toute la surface du museau de tanche, ou bien elle forme des taches isolées ou encore un pointillé granitique très-remarquable. Cette rougeur est due à une simple congestion sanguine; elle peut être très-intense sans que l'épithélium soit détruit.

La muqueuse est injectée, épaissie, et le doigt donne au toucher une sensation de mollesse. Le plus souvent, la malade n'accuse point de douleur; l'écoulement est insignifiant, et quelques injections et du repos font disparaître cette affection légère.

B. ULCÉRATION PROFONDE.—Dans cette deuxième variété, la rougeur est plus intense; le col est tuméfié, la circulation est plus rapide, l'épithélium se gonfle, tombe et laisse apparaître une ulcération. Cette ulcération ne tarde pas à gagner en étendue plus qu'en profondeur; la muqueuse paraît simplement érodée. La surface est souvent tomenteuse; elle saigne facilement et se trouve toujours couverte d'un mucus blanc jaunâtre, filant, que l'on enlève difficilement.

La douleur locale est très-prononcée; l'engorgement, au contraire, est peu marqué et occupe généralement la lèvre postérieure.

C. ULCÉRATION GLANDULEUSE OU FOLLICULAIRE. — C'est la forme désignée par M. Gallard sous la dénomination de « *ulcérations qui viennent à la suite des granulations.* » — Ces granulations, à peine saillantes au-dessous de la muqueuse du col, n'existent pas seulement à l'extérieur ; on en trouve presque toujours dans l'intérieur. Elles ont été bien décrites par Mmes Boivin et Dugès, ainsi que par Chomel, qui les avait comparées aux granulations que l'on rencontre sur le pharynx.

M. Huguier, dans d'intéressantes recherches, a démontré que ces granulations étaient dues à l'hypertrophie des follicules (glandes de M. Sappey) enflammés. Lorsque le follicule est atteint par l'inflammation, il s'oblitère; sa cavité se dilate ; à l'intérieur, il se fait une hypersécrétion muco-purulente abondante, qui donne à cette petite granulation un aspect jaunâtre, qui l'a fait souvent confondre avec des vésicules d'herpès.

Dans la marche ordinaire de la maladie, il y a une desquamation épithéliale qui donne lieu à une ulcération. S'il y a un grand nombre de follicules enflammés, il se fait une petite perte de substance telle, qu'elle donne lieu à un véritable ulcère fongueux. Au spéculum, l'ulcération apparaît boursouflée, de couleur *rouge brun*, recouverte d'excroissances jaunâtres (Scanzoni) et d'un muco-pus sanieux, entourée de bords tuméfiés et ramollis ; cette surface fongueuse saigne au moindre attouchement et produit des métrorrhagies, dans lesquelles M. Clerc a voulu voir les prétendues règles qui peuvent survenir pendant certaines grossesses. L'ulcération s'étend irrégulièrement sur les deux lèvres, prend, en général, de plus grandes dimensions sur la lèvre postérieure ; et, bien que 99 fois sur 100, d'après Aran, elle s'arrête à l'orifice externe du col, on la voit quelquefois pénétrer dans la cavité du col. Quelquefois on trouve une ou deux tumeurs, de la grosseur d'un pois rouge, dont on peut faire écouler, par la compression, un liquide purulent ; ce sont des granulations ankystées (1).

VARIÉTÉS. (a) *Ulcération papillaire.* — Elle a une grande tendance à se boursoufler, à bourgeonner et à former au-dessus de la muqueuse des végétations et des excroissances que le moindre attouchement fait saigner.

(b) *Ulcération calleuse.* — Les ulcérations calleuses sont excessivement rares. D'après M. Robert, elles se présentent sous la forme d'une ulcération

1) Marjolin. Dict. de médecine, t. XXX, p. 263.

de couleur grisâtre, de consistance dure, entourée de bords irréguliers et arrondis.

La perte de substance paraît comme faite à l'emporte-pièce; le liquide qui s'écoule est un liquide blanc-jaunâtre assez limpide et non un pus épais.

(c) *Ulcération variqueuse.* — Au début, le col de l'utérus se présente au spéculum avec une coloration d'un rouge bleuâtre particulier, comme celle des parties génitales pendant la gestation. Puis, l'on voit apparaître un grand nombre de vaisseaux veineux avec quelques dilatations variqueuses.

La muqueuse se ramollit, l'épithélium se détache, et on peut observer alors des érosions d'un rouge bleuâtre, traversées par une quantité plus ou moins grande de veines, lesquelles peuvent donner lieu de temps en temps à des hémorrhagies.

(d) *Ulcérations de la grossesse.* — Elles ont été bien étudiées par Boys de Loury et Costilhes, puis, plus tard, par H. Bennett. Ces ulcérations sont de 2 à 3 centimètres de diamètre; les bords sont irréguliers, mal définis; elles offrent un aspect fongueux rouge autour; de plus, elles sont recouvertes de bourgeons charnus, souvent violacés, et d'une couche de muco-pus qui, mêlé au sang provenant de l'ulcère, donnent au doigt la sensation d'une surface comme pultacée.

§ 2. *Ulcérations spécifiques.*

Le *chancre mou* se montre sur le col de l'utérus avec ses caractères habituels.

Le chancre mou a une forme arrondie ; ses bords sont nettement taillés à pic, comme à l'emporte-pièce, un peu renversés en dehors, décollés dans une petite étendue. La base du chancre mou offre, en général, une consistance presque égale à celle des tissus sains ; elle ne possède jamais cette induration élastique, indolente, de l'autre espèce de chancre ; il faut éviter de confondre avec cette induration la dureté inflammatoire.

D'après M. Scanzoni, le chancre du col différerait du chancre ordinaire par l'injection plus vive des parties avoisinantes et la facilité avec laquelle il saigne au moindre contact.

Le chancre du col siége de préférence à l'orifice et au pourtour du museau de tanche, et dans les culs-de-sac utéro-vaginaux. Il est unique ou multiple. Les chancres multiples finissent souvent par se réunir et forment des ulcérations étendues qui tournent au phagédénisme.

Le chancre induré est plus rare au col de l'utérus et les caractères sont différents de ceux qu'il revêt sur les autres parties du corps.

Pour M. Bernutz, le chancre le plus commun sur le col paraît être le chancre diphthéritique, qui débute par la formation de vésicules phlycténoïdes, bientôt remplacées par une production couenneuse, spongieuse, d'un blanc grisâtre, laquelle devient plus ferme, plus résistante, mamelonnée à sa surface, et d'un blanc jaunâtre ocracé ; dans quelques cas, ces ulcérations se hérissent de condylomes d'une teinte violacée, assez fermes, non saignants, revêtus d'une mince couche épithéliale, et qui proéminent au-dessus d'une ulcération en voie de cicatrisation, dont les bords se confondent avec les parties voisines saines ; la base est indurée.

Enfin, il y a des chancres ulcéreux dont la surface est molle, comme fongueuse, dépourvus de toute induration, ayant une teinte spéciale maculée de lamelles d'un gris jaunâtre.

La *plaque muqueuse* est aussi rare que le chancre de cette région. Elle succède dans quelques cas particuliers au chancre du col ; plus souvent elle se montre d'emblée et est presque toujours accompagnée de plaques muqueuses de la vulve et invariablement d'adénite syphilitique ; elle débute ordinairement par une petite saillie papuleuse, dont la surface, bientôt dépouillée de son épithélium, présente l'aspect d'une érosion ou d'une ulcération superficielle et d'une couleur violacée. La circonférence de l'ulcération est irrégulière, sa surface est sillonnée de rainures et recouverte d'un muco-pus épais, d'une odeur assez repoussante ; il y en a ordinairement plusieurs qui se réunissent par la circonférence pour ne plus former qu'une plaque unique.

§ 3. — *Ulcérations diathésiques.*

A. Ulcérations cancéreuses.—L'épithélioma de la portion vaginale du col est le plus fréquent des cancers de l'utérus. La première manifestation consiste dans l'apparition sur le col de nombreuses élevures pouvant siéger sur l'une ou l'autre lèvre ; son développement présente la plus grande analogie avec celle du cancer des lèvres.

Lorsque l'épithélioma est arrivé à la période d'ulcération, ses bords deviennent violacés, indurés ; sa surface se creuse, l'aspect de l'ulcération est grisâtre et le fond sécrète un liquide sanieux, séro-sanguinolent, purulent ; le toucher provoque facilement des hémorrhagies. L'ulcération tend chaque jour à augmenter et ne tarde pas à envahir toute la portion vaginale du col et la muqueuse vaginale elle-même, et si l'on vient à mettre le doigt sur l'ulcère, on sent des noyaux d'induration pressés les uns contre les autres.

Les ulcérations consécutives au squirrhe ou au cancer encéphaloïde présentent une marche encore plus destructive ; les apparences sont à peu près les mêmes que dans l'épithélioma, mais l'écoulement qui se fait à la surface est plus abondant.

B. ulcérations tuberculeuses. — Cette affection est des plus rares. Lorsque le col utérin est atteint de tuberculose on peut apercevoir à sa surface de petites élevures de la grosseurs d'un grain de chènevis et que le doigt peut facilement sentir. Ces bosselures qui, à leur début, sont dures, deviennent plus tard molles, fluctuantes, donnent lieu à la suppuration et sont l'origine de petites cavernes. La présence, autour de ces foyers de suppuration, de petites élevures dures qui ne tardent point à se ramollir et à suppurer, permettent de reconnaître la véritable nature de ces ulcérations.

C. ULCÉRATIONS SCROFULEUSES. — Les ulcères scrofuleux occupent aussi bien la lèvre antérieure que la lèvre postérieure ; le fond de l'ulcére est d'un rouge pâle, les bourgeons charnus sont ordinairement apparents. Ils ne fournissent pas de pus, mais un liquide peu consistant, ichoreux, quelquefois légèrement floconneux ; les bords sont ordinairement mous, exempts de callosités, et d'une coloration bleuâtre, d'un rouge terne ; la peau qui les limite est quelquefois livide, amincie, décollée même dans une étendue assez considérable.

Les ulcères scrofuleux sont assez fréquents et on peut considérer comme tels toutes les ulcérations qui ne peuvent pas être rattachées aux formes précédentes et qui se développent chez des malades essentiellement scrofuleuses.

D. ULCÉRATIONS SCORBUTIQUES. — L'ulcère scorbutique offre une coloration brun noirâtre et ne fournit, au lieu de pus, qu'une sanie putride, sanguinolente; les bords en sont livides, le fond spongieux, saignant spontanément au moindre contact; il est recouvert de fongosités exubérantes et qui se reproduisent très-promptement quand on les enlève. Ces ulcères ont une grande tendance à se gangrener, ils ne sont pas douloureux; la peau des environs est bleuâtre ou plombée.

§ 4. *Eruptions du col utérin.*

On rencontre sur le col utérin comme sur tout autre organe des éruptions de formes différentes qui préparent l'ulcération du tissu par les modifications de leur développement.

La lésion que nous avons décrite sous le nom d'ulcération simple superficielle, sans chute de l'épithélium, appartient plutôt à l'éruption de forme érythémateuse; mais les éruptions du col peuvent affecter des formes beaucoup plus compliquées elles peuvent être vésiculeuses, pustuleuses, tuberculeuses, etc.

A. HERPÈS. — L'herpès du col est très-fréquent : il est formé par un amas de petites vésicules confluentes ou discrètes, groupées d'une façon irrégulière et formant une surface hérissée de petites élevures creuses, remplies d'un liquide citrin, quelquefois purulent; la surface sur laquelle repose l'éruption est d'un rouge un peu plus vif que les parties voisines. L'ulcération qui suit quelquefois l'éruption herpétique guérit naturellement et disparaît au bout de quelques jours.

B. ECZÉMA. — L'éczéma, difficile à reconnaître à la première période, donne un produit de sécrétion plus considérable et amène une dénudation du derme. Son étendue est, en général, plus grande que celle de l'herpès, et il s'écoule de sa surface un liquide qui a parfois la clarté de la sérosité du vésicatoire. Ces enduits peuvent former des croûtes jaunâtres semblables à celles qui se forment sur la peau. La peau, débarrassée de ces croûtes, apparaît fine et luisante et se recouvre promptement d'une couche de sérosité; mais une nouvelle couche d'épithélium peut s'y produire et marquer la fin de la maladie.

C. PEMPHIGUS. — MM. Joulin et Courty ont observé quelques cas de pemphigus du col.

Cette affection est constituée par « une vésicule « unique, large, et toujours transparente, formée « par un soulèvement de l'épithélium, contenant un « liquide séreux comme de l'eau. Il a une forme « globuleuse ou plutôt bulleuse, elliptique, à bords « très-irréguliers, ressemblant presque à une goutte « large et épaisse du mucus clair et filant sécrété « par le col. Il est parfois cerné à sa base par un « liséré rouge vif, extrêmement étroit, qui paraît « être du sang pur. La surface du col sur laquelle il « repose est parfaitement normale, garde sa teinte « ordinaire et peut ne présenter absolument aucune

« altération. La portion d'épithélium qui sert de « paroi à la vésicule possède une résistance assez « grande pour qu'un frottement avec du coton n'en « détermine pas toujours la rupture; si le frottement « a lieu avec le crayon de nitrate d'argent, la bulle « est détruite immédiatement et les lambeaux d'é- « pithélium, qu'on observe après cette rupture, for- « ment la seule altération appréciable. Le liquide « écoulé ne paraît pas filant et semble posséder les « propriétés de la sérosité ordinaire. »

On a décrit également l'acné du col, et M. Courty affirme avoir constaté la présence, sur le museau de tanche, de toutes sortes de syphilides, depuis l'érythème jusqu'au pityriasis, au psoriasis, aux pustules plates, aux tubercules.

CHAPITRE V.

SYMPTOMES, MARCHE, TERMINAISON.

A. SYMPTOMES GÉNÉRAUX. — Les malades éprouvent de la courbature; le plus léger exercice leur est pénible; elles dorment mal et leur sommeil est troublé par des rêves pénibles.

Les malades ont une sensibilité excessive; elles sont tristes et abattues; leur caractère change, il devient irrégulier, capricieux, irritable; la moindre contrariété provoque les larmes, et l'on peut observer les phénomènes hystériformes les plus variés, et particulièrement l'anesthésie; on la trouve localisée sur divers points de l'enveloppe cutanée, et dans les organes génitaux eux-mêmes.

Ces troubles nerveux doivent être attribués à l'irritation sympathique produite sur le système nerveux par l'état morbide de l'utérus ou bien par un état d'affaiblissement général.

Les névralgies sont des accidents fréquents : elles ont leur siége soit dans la région lombo-abdominale, soit dans les espaces intercostaux.

La gastralgie et l'entéralgie sont constantes : les digestions deviennent pénibles et douloureuses; l'appétit se déprave ou se perd; la constipation devient opiniâtre; les malades maigrissent et perdent leurs forces. La face est amaigrie, pâle, décolorée et présente cet ensemble de caractères que certains auteurs ont désignées sous le nom de *facies utérin*.

B. SYMPTOMES LOCAUX. — La douleur n'est pas constante; les malades la rapportent dans les aines, les cuisses, les hanches, le dos et le bas-ventre. Elle s'étend souvent le long des ligaments larges et des ligaments ronds; il est probable que, dans ces cas, l'inflammation de la membrane muqueuse s'est propagée par continuité de tissu à l'intérieur de l'utérus (Robert).

Tantôt vive, aiguë; tantôt sourde, obtuse; continue, intermittente ou rémittente, souvent la douleur se traduit, seulement, par une simple sensation de gêne, de tiraillement pénible, de pesanteur au périnée.

La station, les secousses, la marche, le coït augmentent la douleur. Elle redouble, le plus souvent, aux époques menstruelles ; quelquefois, cependant, elle diminue.

La menstruation n'est pas nécessairement modifiée ; elle peut devenir irrégulière, mais elle peut aussi rester normale. Chez quelques femmes, un flux sanguin, plus ou moins considérable, se fait dans l'intervalle des époques ; souvent même des caillots de volume variable, s'échappent mêlés au sang des règles.

Quant à l'écoulement, il faut toujours avoir recours au spéculum, ainsi que le recommande Becquerel, pour en reconnaître la qualité et la nature ; il peut se faire, en effet, que le liquide sorte goutte à goutte, et ne se trouve jamais en assez grande quantité, pour paraître extérieurement. La nature de l'écoulement varie avec les lésions : il est glaireux, demi-transparent dans les ulcérations superficielles; il devient muqueux, plus ou moins opaque, plus ou moins épais, dans les ulcérations plus profondes ; il est puriforme, sanguinolent, quand l'ulcération est fongueuse ou variqueuse ; enfin, il est composé d'un pus gris roussâtre, d'une odeur caractéristique dans les *ulcérations cancéreuses*.

Nous avons décrit l'aspect que présenteront au spéculum les diverses ulcérations. Les indications fournies par le toucher seront en rapport avec la nature des ulcérations. Ainsi, dans les érosions. outre la douleur produite, le toucher, outre la douleur qu'il produit, fait reconnaître l'existence d'une très-légère perte de substance qui se fait sentir vers les bords de l'érosion. On sent, en passant de la surface saine à la surface malade, une petite arête qui indique le commencement de l'ulcération un peu déprimée.

C. MARCHE, DURÉE, TERMINAISON. — La marche des ulcérations du col est essentiellement chronique, comme la métrite qui les accompagne presque toujours. Il peut y avoir de temps en temps des exacerbations plus ou moins marquées, à l'époque des règles, par exemple, ou bien sous l'influence de la fatigue et surtout des rapports sexuels. C'est alors que la fièvre s'allume et vient augmenter la gravité des phénomènes locaux.

La lésion, constituée d'abord par une surface rouge privée d'épithélium, se creuse et augmente d'étendue; puis, on voit apparaître de petites saillies rouges, assimilables à des bourgeons charnus; plus tard la surface de l'ulcère, boursouflée et saignante, s'affaisse, pâlit, et se recouvre d'un liquide particulier, analogue à la lymphe plastique, point de départ d'une membrane transparente qui constituera le nouvel épithélium.

La durée des ulcérations simples est de un à deux mois; celle des ulcérations glanduleuses ou folliculaires, des fongueuses, des syphilitiques est de deux à trois mois ; enfin, la durée des ulcérations calleuses est de quatre à cinq mois. La durée dépend d'ailleurs des complications qui peuvent survenir : catarrhe utérin, ramollissement considérable, engorgement, etc.

La guérison spontanée est rare, et ce n'est qu'en plaçant le malade dans de bonnes conditions hygiéniques, qu'on peut obtenir une terminaison favorable.

Le pronostic est peu grave, s'il s'agit d'ulcérations simples ; il dépend alors de la nature de la maladie, des causes qui l'ont déterminée, de celles qui tendent à l'entretenir, de la constitution du sujet et des complications.

CHAPITRE VI.

DIAGNOSTIC.

Les symptômes généraux sont insuffisants pour faire connaître l'existence d'une ulcération du col et surtout pour en faire le diagnostic différentiel. Le toucher et l'exploration sont les seuls moyens que le médecin ait à sa disposition.

Nous avons déjà fait la description des diverses variétés : le simple aspect de l'ulcération suffira en général, pour permettre de reconnaître à quelle classe elle appartient.

Quelques-unes d'entre elles présentent cependant quelques particularités qui aident puissamment au diagnostic.

A. ULCÉRATION SIMPLE PROFONDE. — On reconnaît au toucher, vers les bords de l'érosion, l'existence d'une très-légère perte de substance; on sent, en passant de la surface saine à la surface malade, une petite voûte, qui indique le commencement de l'ulcération un peu déformée.

Le toucher est très-douloureux et cette douleur est souvent plus prononcée que dans les ulcérations plus graves et plus avancées.

B. ULCÉRATIONS CANCÉREUSES. — Les ulcérations cancéreuses se distinguent des autres, par les commémoratifs et par la marche de la maladie; les accidents, dans le cancer, ont une marche rapide; les bords de l'ulcération sont durs, irréguliers; la marche est continue et toujours envahissante. Enfin la présence de l'ichor fétide qui est constant, confirme le diagnostic.

C. ULCÉRATIONS SYPHILITIQUES. — Les ulcérations syphilitiques du col perdent facilement leur caractère spécifique Elles ressemblent alors à une ulcération fongueuse et saignante; on trouve à leur pourtour et même à leur surface, des élevures phlycténoïdes, qui se déchirent et laissent à découvert un ulcère peu profond à bords déchiquetés et taillés à pic. On les distingue des ulcérations simples, principalement, par leur fond grisâtre ou jaunâtre.

Le diagnostic est surtout difficile quand le chancre vient se greffer sur un col déjà malade ; l'inoculation sera alors le seul moyen d'éviter toute erreur.

Nous avons dit que l'ulcération fongueuse se présente sous la forme d'une masse boursouflée d'un rouge brun, recouverte d'excroissances jaunâtres du tissu cellulaire et d'un muco-pus sanieux, qu'elle est comme greffée sur le col engorgé et qu'elle saigne au moindre contact. On la distinguera du cancer encéphaloïde de la manière suivante : elle se développe dans un âge beaucoup moins avancé; les douleurs sont sourdes, profondes, au lieu d'être lancinantes et aiguës ; les pertes sont aussi fréquentes que dans le cancer, mais de moindre durée ; le tissu du col est mou et n'a pas l'apparence indurée et bosselée du cancer ; les bords de l'ulcération sont tuméfiés et ramollis, et non volumineux et indurés; enfin l'écoulement peu abondant est constitué par un muco-pus sanguinolent qui n'a pas l'odeur caractéristique de l'ichor cancéreux.

On distinguera l'ulcération cancéreuse de l'ulcération calleuse en ce que cette dernière lésion est améliorée par le repos et un traitement simple, tandis que l'ulcération cancéreuse persiste et progresse malgré le même traitement.

CHAPITRE VII.

PATHOGÉNIE. — ÉTIOLOGIE.

Mmes Boivin et Dugès (1) présentent déjà les ulcérations du col comme des conséquences de l'inflammation. Lisfranc rapportait toutes les affections utérines à l'engorgement, lequel a fait place depuis à la métrite parenchymateuse chronique.

Tel était l'état de la question lorsque parut le remarquable travail de M. Gosselin (2). Examinant successivement :

1° Les cas dans lesquels l'ulcération existait seule, c'est-à-dire sans catarrhe utérin et sans engorgement ;

2° Ceux dans lesquels le catarrhe utérin existait avec ou sans engorgement, mais l'ulcération manquant ;

3° Enfin ceux dans lesquels il y avait tout à la fois ulcération, catarrhe et engorgement, l'éminent chirurgien de la Charité et notre très-honoré maître est arrivé aux conclusions suivantes :

(a) Les ulcérations de la première catégorie ne donnent lieu à aucun accident, disparaissent promptement, et par conséquent n'ont qu'une valeur bien secondaire.

(1) Loc. cit.

(2) Gosselin. De la valeur symptomatique des ulcérations du col utérin. Arch. de méd., juin 1843.

(b) Les ulcérations de la deuxième catégorie doivent être regardées « comme indiquant une métrite chronique complexe dans laquelle la phlogose a envahi toutes les parties anatomiques entrant dans la structure de l'utérus. »

M. Gosselin est arrivé aux conclusions suivantes :

« Il y a d'abord phlogose de la membrane interne de la matrice, expulsion d'une matière blanchâtre, visqueuse, puis le tissu du col et peut-être du corps prend part à l'irritation; le gonflement survient et l'ulcération arrive en dernier lieu... L'étendue de l'ulcération est en rapport presque nécessaire avec le gonflement plus ou moins considérable du col ; à mesure que celui-ci se produit, la première augmente aussi, comme si la muqueuse du col n'étant pas assez extensible pour se prêter à ce gonflement, se déchirait de plus en plus. »

Depuis, MM. Robert et Huguier ont rapporté les ulcérations du col à une inflammation des follicules.

Quoi qu'il en soit, les idées de M. Gosselin ont prévalu, et, tout en admettant que la macération de l'épithélium au milieu de mucosités, le développement sur le col d'éruptions particulières laissant à nu le derme, peuvent amener des ulcérations superficielles (les ulcérations spécifiques et diathésiques exceptées), on reconnaît que la majeure partie des ulcérations du col doivent être considérées comme la conséquence d'une métrite chronique complexe.

Les déplacements de l'utérus, qui ont été regardés par Velpeau comme l'origine de toutes les ulcérations, jouent un rôle important dans l'étiologie de cette affection. On comprend en effet que si ce déplacement a pour effet de faire peser plus fortement la lèvre postérieure du col sur la paroi rectale du vagin, la paroi de ce conduit soulevée par les matières fécales et poussée à la rencontre du col, sera une cause d'irritation dont l'influence ne saurait être contestée.

L'influence des secousses trop vives et des excès du coït a sans doute été exagérée; ces derniers agissent moins comme agents provocateurs que comme perpétuant les maladies utérines.

La grossesse, l'accouchement et surtout l'avortement provoqué sont les origines les plus fréquentes des ulcérations du col. « Tout le monde sait, en effet, que l'avortement, d'autant plus fâcheux qu'il est plus rapproché de l'époque de la conception, donne lieu à des accidents dont le point de départ est nécessairement la surface interne de la matrice, puisque c'est souvent une modification profonde de cette surface interne qui est la cause de l'avortement, puisque d'ailleurs elle devient alors le siége d'une hypersécrétion (lochies) à laquelle elle n'est pas aussi bien préparée qu'après l'accouchement à terme même. » (1)

(1) Gosselin. Loc. cit.

La présence de corps étrangers dans le vagin, comme pessaires, tampons, éponges, est une des causes fréquentes de l'inflammation de ce canal, et, par suite, de l'utérus.

Les ulcérations du col peuvent se présenter à tous les âges ; des autopsies ont permis d'en constater la présence sur le col de jeunes vierges. Les ulcérations cancéreuses se voient plus souvent à l'âge critique ; quant aux autres, elles sont plus fréquentes pendant la période de menstruation.

La constitution paraît sans influence sur la fréquence des ulcérations. Cependant la forme de l'ulcération varie avec le tempérament. Ainsi, les ulcérations simples se montrent chez les femmes robustes et d'un tempérament sanguin ; les ulcérations fongueuses, scrofuleuses, dartreuses se rencontrent plus spécialement chez les femmes lymphatiques.

CHAPITRE VIII.

TRAITEMENT.

Les ulcérations du col ont une tendance continuelle à s'étendre et à devenir fongueuses, lorsqu'elles sont abandonnées à elles-mêmes; elles entretiennent en outre une congestion constante de l'utérus et finissent par amener le développement d'une métrite avec toutes ses conséquences. De là la nécessité d'un traitement prompt et énergique.

Les symptômes généraux seront combattus d'après leurs indications, et l'état diathésique sera l'objet d'un traitement approprié.

Les eaux ferrugineuses de Bussang sont très efficaces contre la chloro-anémie et l'éréthisme nerveux de certaines malades; les eaux sulfureuses donnent les meilleurs résultats chez les femmes scrofuleuses, leucorrhéiques, lymphatiques. Les eaux alcalines de Vichy, de Vals, de Plombières, seront avantageusement employées contre les troubles digestifs.

Enfin, les bains de mer seront employés comme toniques et excitants; ils agiront même comme résolutifs énergiques dans les engorgements provoqués par la diathèse scrofuleuse.

En ce qui concerne l'ulcération elle-même, nous résumerons les indications de la manière suivante :

A. Entretenir une propreté excessive sur l'ulcération et les tissus voisins, et quelquefois isoler l'ulcère et le séparer des surfaces contiguës.

B. Traiter la congestion, l'inflammation, l'hypertrophie, la leucorrhée, qui peuvent se présenter comme complications.

C. Modifier la surface de l'ulcère pour y réveiller une tendance vers la cicatrisation.

A. Les soins de propreté suffisent parfois pour guérir les ulcérations simples, superficielles ou profondes; ils sont utiles, dans tous les cas, en débarrassant l'ulcère de sécrétions irrritantes qui favorisent son extension, et en protégeant le vagin contre les sécrétions qui viennent de l'ulcère.

Ces soins consistent dans des injections ou des irrigations faites dans la cavité vaginale avec de l'eau tiède ; ces lavages doivent être répétés au moins deux fois par jour. C'est le meilleur moyen d'enlever le mucus ou le pus qui adhère à la surface du col.

On doit employer l'eau fraîche lorsque l'ulcération est fongueuse ou saignante. Si l'on veut modifier les surfaces, on fait suivre le lavage à l'eau pure d'une injection avec l'eau chargée d'une substance médicamenteuse : tannin, alun, décoction de feuilles de noyer, vinaigre, permanganate de potasse, liqueur de Labarraque, etc.

L'isolement des surfaces au moyen de cataplasmes émollients contenus dans un sac de gaze, de pommades adoucissantes, de tampons de charpie et de coton, nous paraît en général superflu et ne pas présenter des avantages en rapport avec l'inconvénient que présente le séjour plus ou moins long de corps étrangers dans le vagin.

Des injections ou irrigations bien faites, en ayant soin d'introduire la canule jusqu'au fond du cul-de-sac vaginal postérieur, rempliront parfaitement cette première indication.

B. La congestion et l'inflammation seront combattues par la médication antiphlogistique : émissions sanguines, purgatifs, bains, etc.

M. Courty conseille une saignée générale de 100 à 180 grammes quand l'ulcération est compliquée d'engorgement inflammatoire douloureux du col; on emploie également les ventouses scarifiées appliquées aux régions iliaques ou lombaires.

Dans les cas de congestion ancienne, de métrite chronique, les applications de sangsues ont donné de bons résultats; mais dans les ulcérations du col, elles peuvent déterminer des douleurs intolérables. Il faut avoir soin de surveiller les malades en prévision des hémorrhagies considérables qui sont à craindre et compter les sangsues à la sortie, de manière à s'assurer qu'elles sont toutes sorties.

Les purgatifs servent à combattre la constipation opiniâtre qui accompagne les affections utérines et amènent une dérivation du côté du tube digestif; on doit toutefois, au début, faire usage de lavements laxatifs. Les purgatifs drastiques : scammonée, jalap, aloès, doivent être prescrits à petites doses, à cause de leur action spéciale sur l'extrémité inférieure du tube digestif, en ayant soin d'en interrompre l'usage de temps en temps. Les purgatifs huileux seront préférés lorsqu'il n'existera aucun état saburral; si l'on veut, au contraire, combattre l'atonie avec tendance à l'irritation, on donnera aux malades des purgatifs salins qui amènent des sécrétions séreuses intestinales abondantes et provoquent une importante révulsion pour le système utérin.

Les bains, et surtout les bains tièdes, simples, ou renfermant une substance médicamenteuse, sont d'un emploi très-avantageux. On prescrit les bains entiers ou les bains de siége; ils apaisent les douleurs et amènent la sédation du système nerveux, qui est toujours surexcité dans les affections de l'utérus.

Dans l'état aigu, on peut faire des frictions plusieurs fois par jour sur le bas-ventre, dans les aines, à la face interne des cuisses, avec l'onguent mercuriel belladoné, et on recouvre avec un cataplasme de farine de lin; on a soin d'administrer en même temps le chlorate de potasse pour combattre la salivation.

Lorsque la maladie est devenue chronique, l'iode et ses préparations donnent d'excellents résultats.

Les vésicatoires appliqués aux lombes, à l'hypogastre, à la région sacrée, aux régions iliaques, et sur le col lui-même, donnent un bon résultat.

Les exutoires et les cautères permanents doivent s'employer principalement dans les affections chroniques de l'utérus.

C. Les modifications de la surface de l'ulcère peuvent être obtenues de deux manières, soit au moyen de topiques, dont l'action n'amène pas la destruction du tissu, soit au moyen des caustiques proprement dits.

Au premier rang des topiques solides, il faut placer les tampons de charpie ou de coton, qui sont d'un usage journalier, pour porter sur le col différentes substances médicamenteuses. On en introduit toujours plusieurs dans la cavité vaginale, de façon à en remplir tous les vides; il faut avoir bien soin, quand on les retire, de lotionner le vagin largement. Lorsqu'on veut faire absorber les liquides sécrétés en grande quantité par les organes génitaux internes, on place dans le conduit vaginal des sachets remplis de poudres inertes.

Si l'affection est à une période aiguë, il est préférable de faire usage de cataplasmes, composés de fécule de pommes de terre, ou de mie de pain.

Certains praticiens se servent avec succès d'un insufflateur pour porter sur le col du sous-nitrate de bismuth.

Aran, dans le but de calmer les douleurs parfois intolérables des malades, employait la glace, qu'il portait sur le col, après l'avoir réduite en petits morceaux. L'action exercée par le froid sur la circulation et la sensibilité des organes pelviens, peut être assez grande pour faire oublier aux malades leurs pénibles souffrances.

En octobre 1848 M. Mitchell a fait paraître dans le *Dublin médical Press*, des observations de traitement d'ulcération du col par les badigeonnages répétées du collodion. Ce traitement, peu répandu, ne donne que des résultats incertains.

Les pommades sont très-souvent employées ; on les porte sur le col, en les appliquant sur une rondelle ou sur un petit disque que l'on glisse dans le fond de la cavité vaginale et qu'on maintient exactement appliquée au moyen d'un fort tampon de charpie et mieux de coton.

Les topiques liquides sont d'une application facile. On les applique de deux manières : tantôt on verse le médicament au fond du spéculum, et on ajoute une poudre inerte, qui absorbe le liquide et forme une magma sur le col; tantôt, on laisse le liquide en contact pendant quelques instants avec le col, puis on le fait sortir en baissant le spéculum. Tel est le mode d'emploi du laudanum, comme calmant; des solutions de tannin, d'alun, de l'eau blanche, du perchlorure de fer, comme astringents; des solutions de sublimé, de nitrate d'argent, comme résolutifs; des glycérolés, comme adoucissants.

M. Gallard emploie fréquemment les badigeonnages de teinture d'iode, pour diminuer l'engorgement et l'induration. L'application doit être renouvelée tous les trois jours et continuée longtemps.

Les caustiques proprement dits, employés dans les affections du col de l'utérus, sont les suivants :

1° Nitrate acide de mercure;

2° Nitrate d'argent;

3° Pâte de Canquoin;

4° Caustique de Vienne;

5° Fer rouge.

1. *Nitrate acide de mercure.* — On l'emploie pur ou étendu d'eau, principalement dans les cas de granulations, d'ulcérations superficielles ou peu

profondes; les effets du nitrate acide de mercure sont surtout très-remarquables dans la cautérisation des plaques muqueuses du col.

Il faut toujours avoir soin, après l'application du caustique, de verser de l'eau presque froide dans le spéculum ou d'absterger avec un tampon la partie malade, de manière à empêcher le nitrate acide de mercure d'agir avec une trop grande énergie.

L'emploi de ce caustique offre l'inconvénient manifeste de déterminer chez certaines femmes une salivation incommode et rebelle; ce ptyalisme présente cette particularité remarquable, d'apparaître à la suite de cette première cautérisation et de diminuer à mesure que la cautérisation se fait et amoindrit la surface d'absorption. Dans le plus grand nombre des cas, la stomatite mercurielle se réduit à la saveur métallique et à un écoulement de salive peu abondant.

2. *Nitrate d'argent.* — Le nitrate d'argent s'emploie solide sous la forme de crayon ou liquide en solutions concentrées (10 grammes pour 30 grammes d'eau distillée).

L'usage du crayon est préférable. Tous les auteurs s'accordent à reconnaître les excellents résultats que donne ce caustique toutes les fois qu'il s'agit d'isoler les surfaces ulcérées ou de les modifier dans leur développement.

3. *Pâte de Canquoin.* — Lorsqu'on veut faire usage

de la pâte de Canquoin, on en coupe une rondelle, qu'on applique sur le col et on la maintient par un tamponnement méthodique. Le disque que l'on emploie est plus ou moins grand, et on le laisse en place depuis quelques heures jusqu'à 24 heures, suivant que l'on veut avoir une eschare d'une étendue plus ou moins grande. Chaque fois qu'on se sert de la pâte de Canquoin, il faut avoir soin d'en surveiller l'action et, si on la retire, faire immédiatement des lotions avec l'eau pure, afin qu'il ne reste pas de portions de caustique entraînées par le pus qui est sécrété à la suite de la cautérisation.

4. *Caustique de Vienne.*—On emploie le caustique potassique de trois manières :

1° Sous la forme de poudre de Vienne, portée directement sur le col à l'aide d'un pinceau de charpie (Clerc) ;

2° Sous la forme ordinaire de pâte faite avec l'alcool ;

3° Sous la forme de caustique de Filhos.

Chaque application de ce caustique doit être de courte durée et on doit faire des irrigations immédiatement après l'avoir retiré. Son mode d'action est difficile à calculer, et quelquefois il agit plus profondément qu'on ne voudrait et forme des eschares dont la chute peut être accompagnée d'une légère hémorrhagie.

Quoi qu'il en soit, dans bien des cas, le caustique

potassique peut remplacer avantageusement le cautère actuel.

5. *Fer rouge.* — La cautérisation actuelle est d'un usage d'autant plus précieux que l'application du fer rouge sur le col utérin est peu douloureuse. Rappelons toutefois que cette cautérisation, plus particulièrement, ne doit être pratiquée qu'autant qu'il n'existe aucune complication, surtout aucune inflammation du côté de l'utérus, des annexes et du péritoine.

Pour cautériser au fer rouge, il faut avoir des cautères de diverses formes, suivant l'étendue et la profondeur des cautérisations que l'on se propose de faire. Lorsqu'on veut cautériser le col de l'utérus, on prend un spéculum généralement en bois, on l'introduit jusqu'au museau de tanche; puis, prenant un cautère chauffé à blanc, on le promène sur les surfaces malades où on l'y applique pendant quelques secondes, suivant qu'on veut avoir une cautérisation plus ou moins profonde. Immédiatement après avoir retiré le fer rouge, faire une injection d'eau froide. Il faut toujours différer cette opération à l'approche de la période menstruelle, et la condition importante et certaine d'une bonne réussite est de faire garder le repos à la malade dès qu'on l'a cautérisée.

Cette méthode de traitement a été accusée d'être la source de plusieurs graves accidents, parmi lesquels on a signalé la formation de plaies trop étendues et de tissu cicatriciel devant gêner les grossesses à venir, mais il faut avouer que ces craintes ne sont pas fondées ; seulement il faut avoir soin de faire garder le repos aux malades, leur ordonner des irrigations vaginales nombreuses, et quelquefois il est bon d'appliquer sur le ventre des onctions d'onguent napolitain belladoné à la dose de 20 à 30 grammes par jour.

Une fois l'eschare tombée, il faut hâter la cicatrisation par l'emploi des topiques astringents.

M. Gosselin ne croit pas à l'efficacité de la cautérisation. Pour lui, l'ulcération, indépendante du catarrhe utérin, disparaîtra seule au moyen de soins de propreté ; et si l'ulcération est liée à une métrite chronique coexcitante, elle disparaîtra avec l'affection principale.

Pour lui, la cautérisation légère avec le nitrate acide de mercure étendu, avec le nitrate d'argent, est réclamée seulemcnt pour les ulcérations bourgeonnantes.

« Le catarrhe utérin et l'engorgement du col ne « peuvent pas disparaître sans que disparaisse aussi « l'ulcération, qui est leur conséquence. »

Hygiène. — Le repos est toujours très-utile. Il faut que la malade se retienne dans le relâchement absolu produit par la demi-flexion. Le lit sur lequel elle repose doit être dur. Si le repos est d'une incontestable utilité dans les affections aiguës, il faut en user avec modération dans les maladies chroniques, surtout si les malades n'éprouvent pas de douleur. Un exercice modéré doit être prescrit dans ce cas-là. Quant à la station assise trop prolongée, comme cela se voit chez certaines femmes que leurs occupations forcent à mener une existence sédentaire, elle peut être très-nuisible, et il faut la combattre dans la mesure du possible.

Le repos physiologique de l'organe est indispensable, car l'abus du coït ne fait qu'entretenir les progrès de la maladie.

Les malades doivent porter des vêtements de flanelle ou de laine, et il est reconnu qu'un caleçon formé d'un de ces deux tissus est un adjuvant utile à la cure des affections utérines.

L'habitation dans un lieu sec et chaud n'est pas moins favorable, surtout pour les femmes qui habitent des lieux froids et humides. Enfin, les malades qui séjournent dans les régions froides du nord trouvent souvent, par l'habitation des régions méridionales, les modifications les plus avantageuses à leur maladie et beaucoup même un retour définitif à la santé.

Paris. — A. PARENT, imprimeur de la Faculté de Médecine, rue M.-le-Prince, 29-31.

363

www.ingramcontent.com/pod-product-compliance
Ingram Content Group UK Ltd.
Pitfield, Milton Keynes, MK11 3LW, UK
UKHW020416230726
13925UKWH00004B/1464